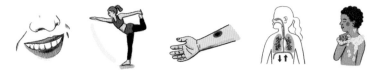

浪花朵朵

来！认识身体

[法]苏菲·杜查姆　　[法]马加利·阿蒂奥格比 著

顾莹 译　浪花朵朵 编译

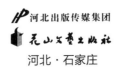

河北出版传媒集团

花山文艺出版社

河北·石家庄

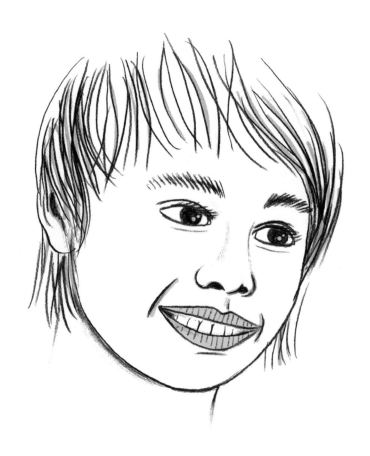

微笑

　　你在微笑时会牵动脸上的肌肉：颧肌，它们会让你嘴角上扬。眼睛也发挥着自己的作用：开怀大笑会牵动眼部肌肉，眼睛会眯起来；礼貌性地微笑时，眼部动作比较小。强颜欢笑时，只有嘴唇会动，而眼睛并不动，表达的是气愤或痛苦。

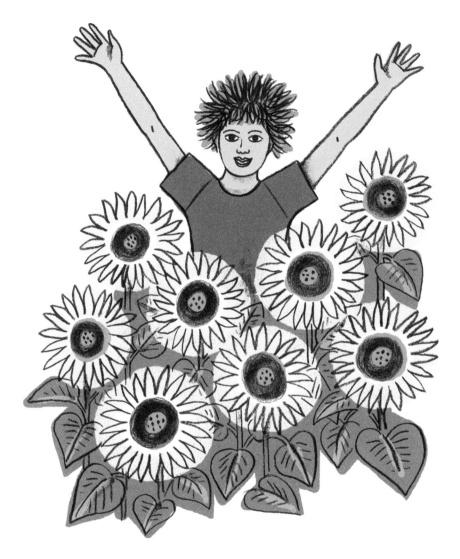

　　半笑时，只勾起一边嘴角，表达的是不屑或嘲讽。真正的微笑是友好的，令人安心的。当有人对你微笑时，你会立刻感到舒适惬意。微笑是一种无声的语言，但却可以传达很多信息。微笑能像太阳一样照亮你的脸庞。

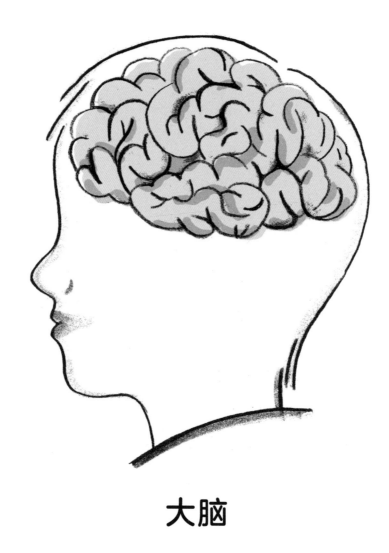

大脑

　　大脑从不休息！这个藏在头盖骨里的器官夜以继日地工作着，即使在你睡觉时也不会停歇（做梦就是一个例证）。多亏了大脑，你才能思考、学习、说话、奔跑、玩耍，才能看见东西、感知情感……总之，有了大脑，你才能活着。

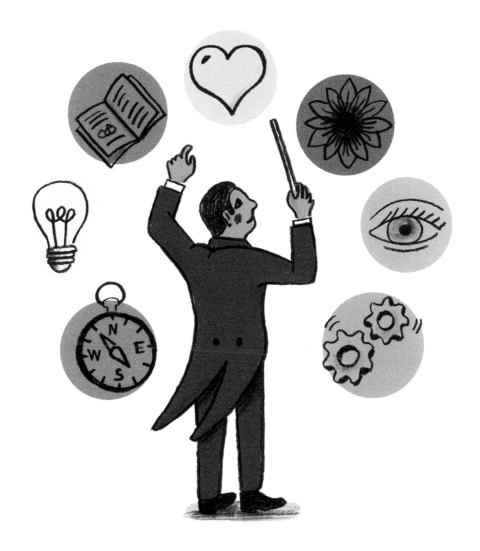

　　大脑是身体的总指挥。它由约 1000 亿个细胞（神经元）组成，通过复杂的神经网络，这些细胞将大脑的指令传递给身体的各个器官。就像一条流通的电路，神经将身体的每个部分连接到大脑的特定区域。大脑的结构非常复杂，我们还没有弄清它的全部功能。

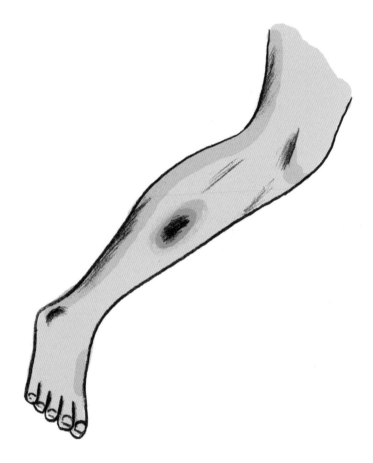

疼痛

当碰到一个滚烫的东西时，你会感到疼痛。你一定不喜欢这种感觉，想要马上摆脱它。有的人感受不到疼痛，这就非常令人烦恼了。因为疼痛感虽然会带来痛苦，但它对我们的生命至关重要。

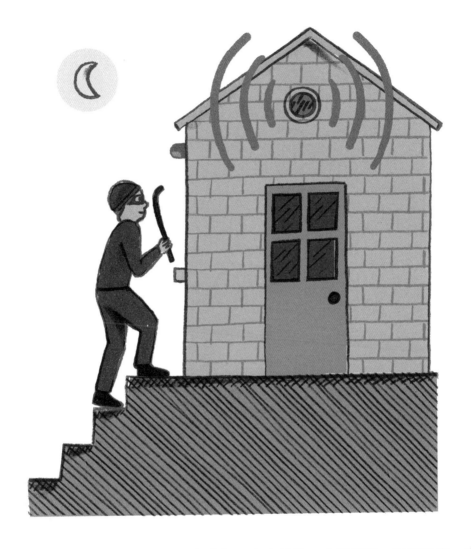

　　当有窃贼闯入时，房子里的警报器便会响起。疼痛就像一个警报器。当你受伤、生病或发生感染时，细胞就会通过神经向大脑传递信息，告诉它哪里不舒服。大脑会立即做出反应；完成条件反射（例如将手从火上移开）；或者在生病时，让身体产生相应的抗体。疼痛会随着身体的自我修复而消退。

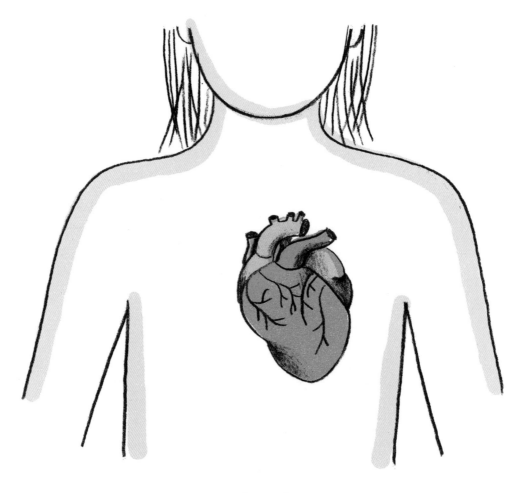

心脏

    心脏在胸腔里日夜不停地跳动着。它位于两片肺叶之间，肺是它最亲密的合作者。心脏分为左右两个部分，每个部分都包含心房和心室。心脏是生命的发动机。它就像一个超级泵^{bèng}，给身体的各个部位输送燃料（血液）。

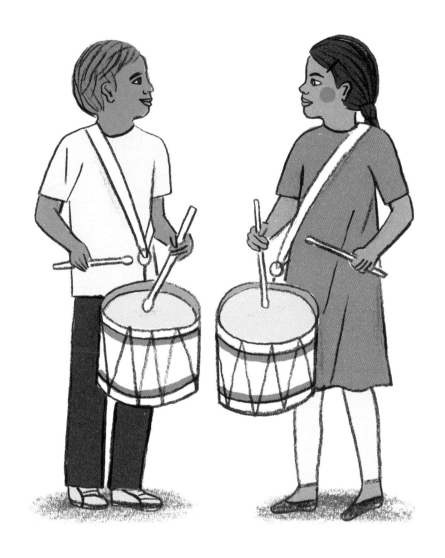

　　想象一下，它能将富含氧的血液送到你的脚指头，这需要多么强大的力量！只要你一运动，心跳就会加速，这样才能给肌肉提供更多的氧。这就是为什么当你跑得非常快时，你会感到心脏在胸腔里剧烈地跳动。

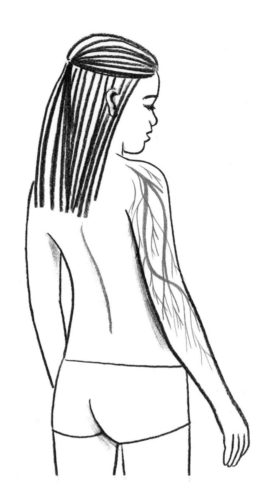

血液

　　你的身体就像一片布满河流的土地，血管就是这些河流。心脏像泵一样跳动着，推动血液在动脉血管中循环流动，为身体的各个器官输送正常工作必需的氧、营养物质和水。静脉血管则会将缺氧血液送回心脏。

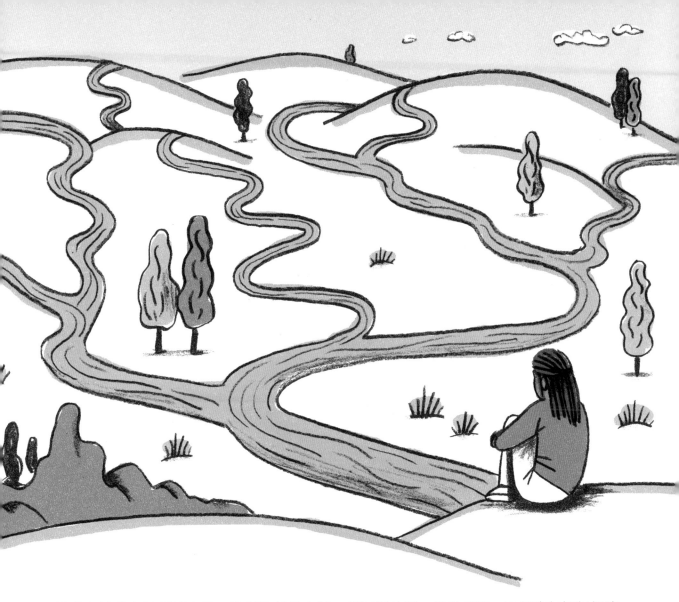

这些血液从心脏重新出发，流回肺部补充氧，然后开始新一轮的循环。血细胞包括红细胞、白细胞和血小板三类，红细胞运送氧，白细胞对抗感染，血小板则主要负责凝血。此外，血液可以让你的体温维持在 36 摄氏度到 37 摄氏度之间（腋窝）。

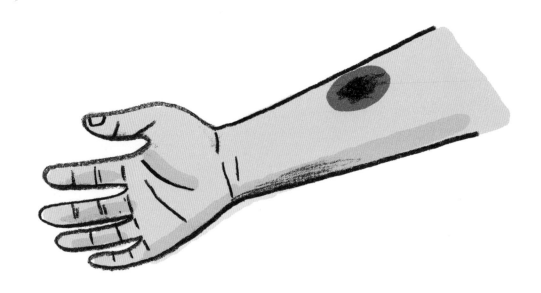

血痂

　　当你被划伤时，伤口会流血。幸好，不一会儿血就会停止流出。随后，伤口处会形成一个红色或黑色的痂。这是怎么形成的呢？当血液接触到外界空气时，血液中的血小板和蛋白质会让它变成"固态"，这个过程称为血液凝固。

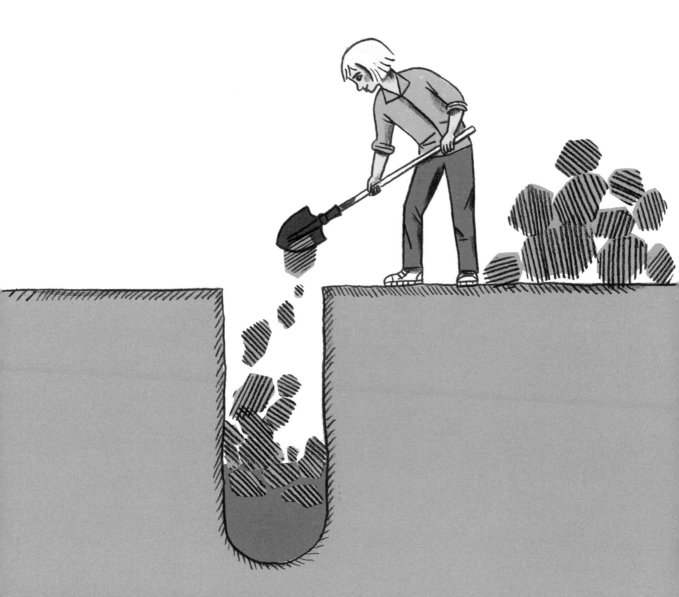

　　受伤后，血液会凝固，在伤口处形成一个"塞子"，这个"塞子"就是血痂。它就像小乌龟的壳一样，保护皮肤免受细菌的侵害并隔绝空气，直到皮肤完成修复。所以，就算很痒，也千万不要揭掉身上的血痂！

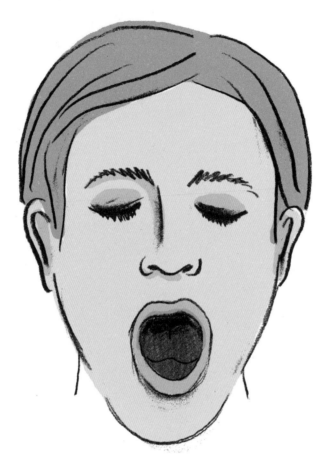

打哈欠

一个人一生会打约 25 万次哈欠。每个人都会打哈欠，哪怕是还在妈妈肚子里的小宝宝。甚至鱼也会打哈欠，但是长颈鹿不会！当你困了、饿了或者无聊的时候，都会打哈欠。打哈欠时，你会吸入一大口空气。

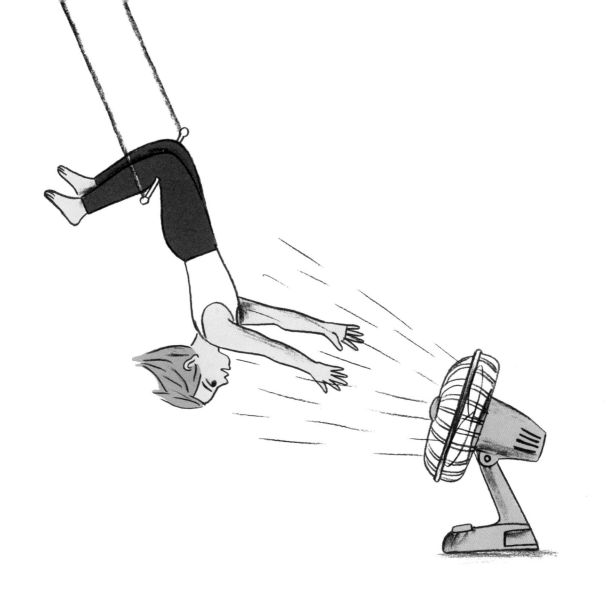

　　这些空气会给大脑补充氧气，让你的身体放松下来，准备进入睡眠状态，或者让你精力更加充沛。打哈欠还会"传染"：如果一个人打了哈欠，他周围的人也会忍不住打哈欠。目前，科学家们仍在研究打哈欠的作用。

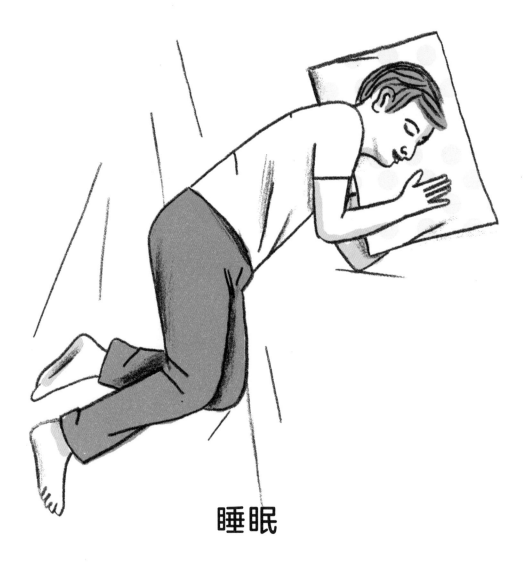

睡眠

　　睡眠对身体的重要性和食物一样。考拉宝宝每天睡 22 个小时，幼儿每天至少需要 12 个小时的睡眠，而成年人每天需要 6 ~ 8 个小时的睡眠。在睡觉时，你的肌肉和骨骼会获得生长和恢复必需的物质（比如激素）和能量。

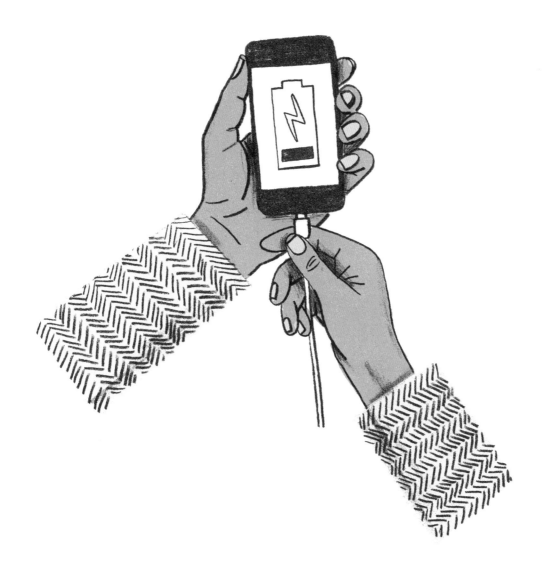

　　睡眠期间，大脑会处理白天的记忆，同时，身体的免疫系统得到修整和加强，帮你更好地抵御疾病。良好的睡眠有助于保持身体健康，并且让你一整天都心情愉悦。有时，专家会建议中午小憩一会儿，这样即使到了晚上你还会有精力。

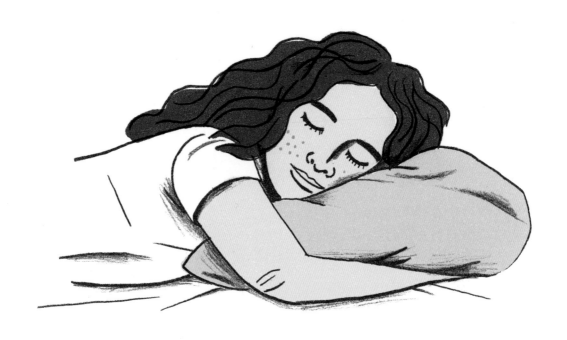

梦境

　　睡觉如同坐火车，你在入睡时上车，醒来时下车。这趟车不是直达的，它在中途会停下，然后再出发，但你并不会意识到这一点。只有在火车刚刚开动和即将到达时，你才会做梦。有时你会在半夜短暂醒来，那时你也有可能会做梦，不过你或许并不知道。

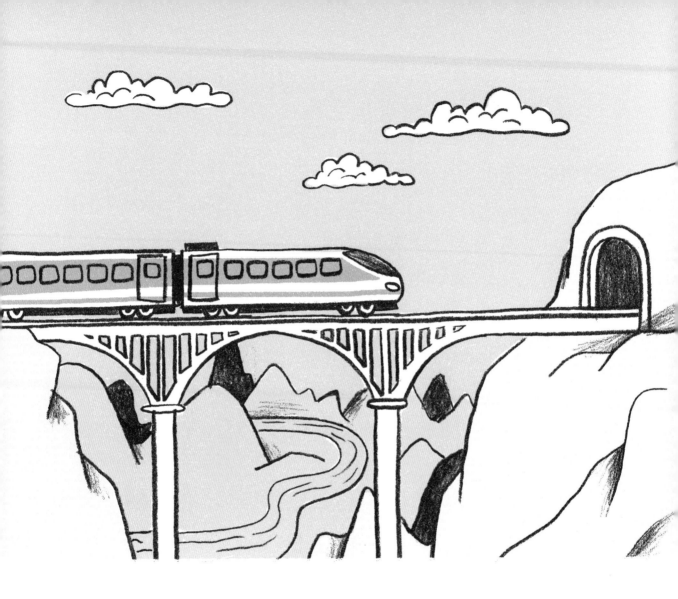

　　在 12 个小时左右的睡眠里，你大概会有一个半小时的时间在做梦。科学家们目前还没有完全了解梦的作用，但是可以确定的是：它是大脑的基本功能。虽然你通常不记得自己的梦境，甚至有时做的是噩梦，但它依然非常重要。

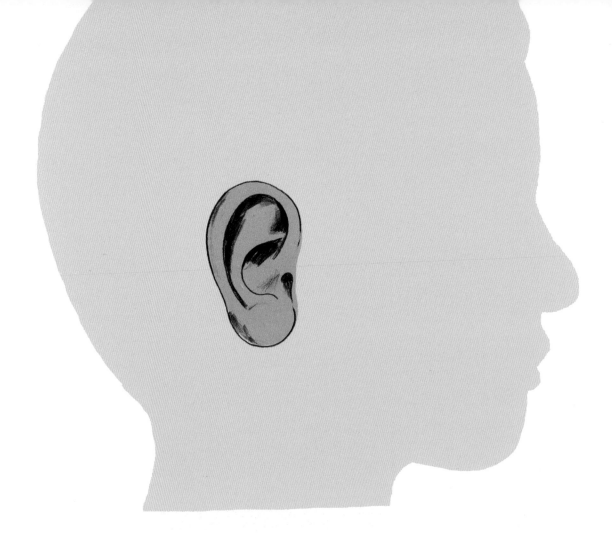

耳朵

听力是听到声音的能力。耳朵长在脑袋的两边，形状很像漏斗，被称为"耳廓"。声音从耳廓进入，沿着耳道到达鼓膜。鼓膜就像一个小鼓，在声波的作用下产生振动。

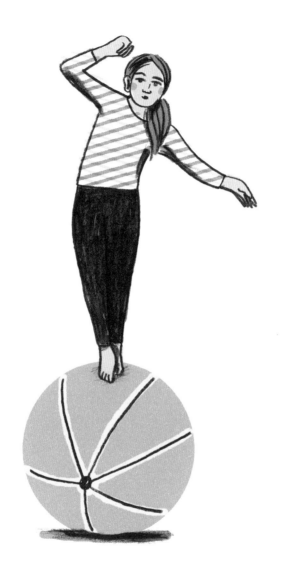

在鼓膜后面，有 3 块听小骨，它们将鼓膜的振动传向内耳，内耳连接到大脑，让大脑识别听到的声音。借助内耳中的一种微小晶体，听觉还能帮你进行空间定位，并让你保持平衡。

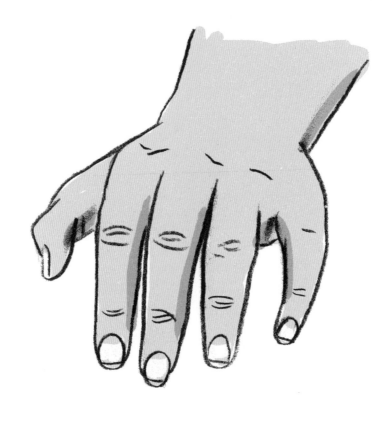

指甲

　　在你每根手指和脚趾的末端，都有一小块坚硬的甲状结构，它们每个月会生长 2 ~ 5 毫米。这就是指甲，指甲的主要成分与马的蹄子相同。

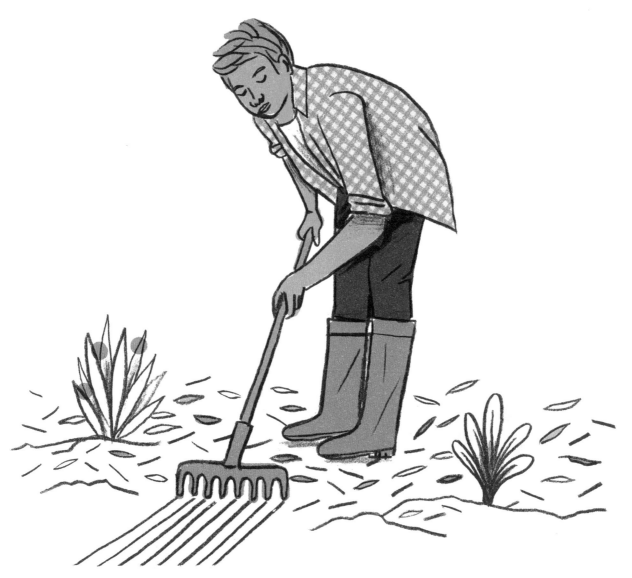

指甲可以保护你的指(趾)尖免受外力的直接冲击。手指甲还可以变成像猫爪那样抓挠的武器。此外，指甲还能协助你抓取或捏住一些小物件。如果你很喜欢咬指甲，那就说明你可能有咬甲癖。

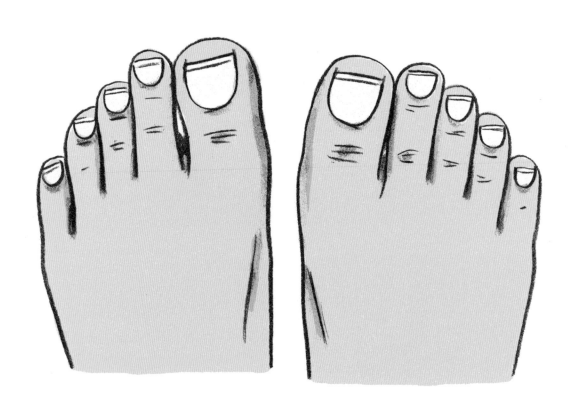

脚趾

你每只脚的最前端都有 5 根脚趾。和手指不同，脚趾无法帮你抓取东西，也无法做一些需要灵巧性或精确性的活动，比如画画。但是，它们对你来说是必不可少的。脚趾可以让你保持平衡，使你能够奔跑。

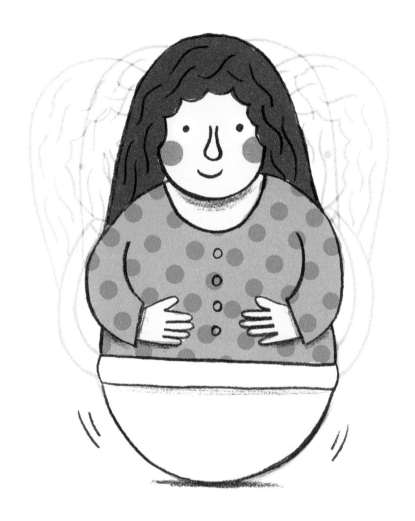

脚趾的长短甚至会影响奔跑的速度：脚趾越长，奔跑速度越慢。如果你的第二根脚趾最长，你的脚就是希腊脚；如果你的大脚趾最长，你的脚就是埃及脚；而如果你的前三根脚趾一样长，你的脚就是罗马脚。脚趾的信息传达能力是惊人的：它会向大脑报告你脚踩的地方的质地或特性。

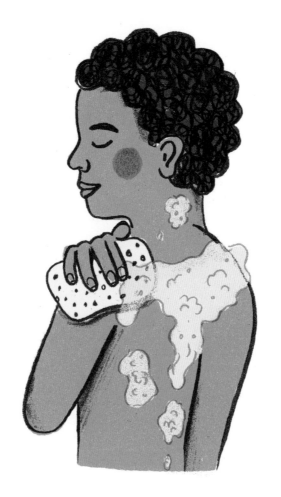

洗澡

　　洗澡有时真是一种折磨！为什么非要去洗澡呢？反正 5 分钟之后，我们又会把自己弄脏。事实上，每天你的皮肤都会沾上一些看不见的脏东西，洗澡可以把它们和汗水一起冲掉。

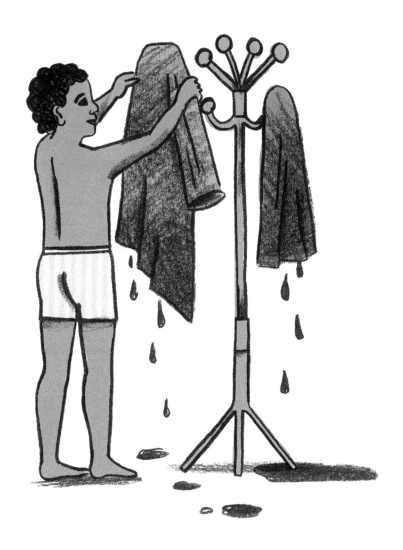

　　如果你不经常洗澡，除了会散发出难闻的气味，你的皮肤也会无法呼吸，这时空气中的细菌就可能会让你感染疾病。同时，勤洗手也非常重要，因为在你上厕所或乘坐公共交通工具时，细菌会附着在你的手上。而如果你把脏脏的手指伸进嘴里，你就可能会感冒或感染胃肠道疾病。

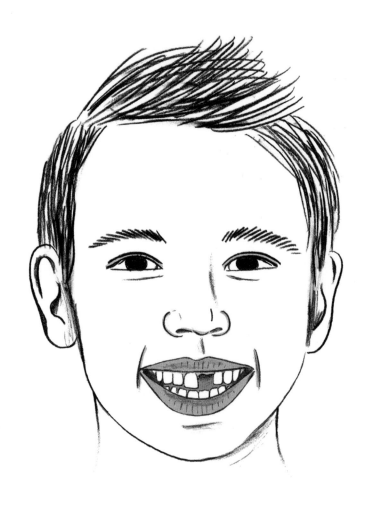

乳牙

　　乳牙在小宝宝出生 6 个月后开始长出。其实小宝宝还在妈妈肚子里时，它们就开始发育了（有时刚出生的小宝宝会有一两颗小牙齿！），但它并不会伴随宝宝一生。乳牙总共有 20 颗：8 颗门牙、4 颗犬牙和 8 颗臼齿。

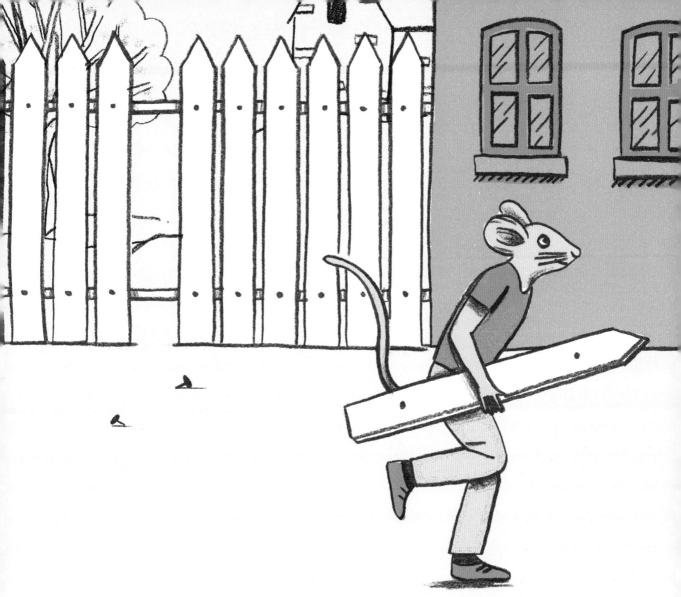

在你五六岁的时候，乳牙开始脱落。第一个掉下来的是门牙，这时你笑起来就像一只小怪兽！接着是犬牙和臼齿，这个过程会持续到 12 岁左右。乳牙脱落之后，会长出新的牙齿，也就是恒牙。恒牙比乳牙更加洁白漂亮，它们会伴随你的一生。

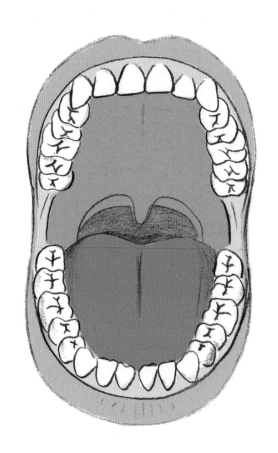

门牙、犬牙和臼齿

　　你的牙齿形状不同，这是因为它们的功能不同。最前面的是平整锋利的门牙，也被称为"微笑牙齿"，它们负责将食物咬断。门牙的两边是尖尖的犬牙，它们负责将食物撕烂（只有食肉动物才有犬牙）。

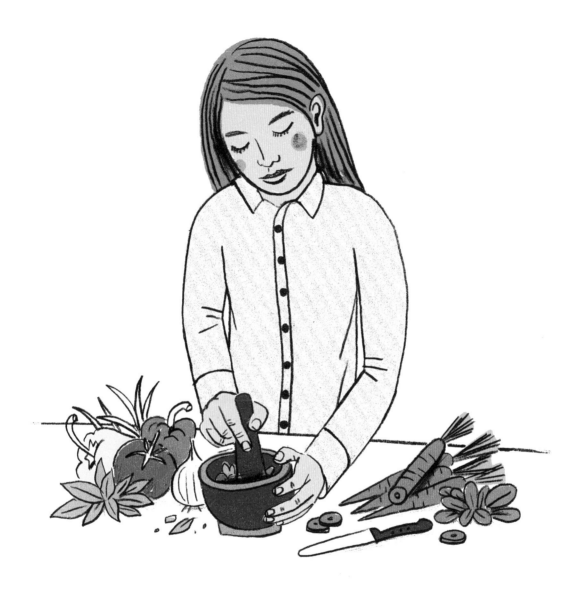

　　最里面是大大的前臼齿和臼齿，它们负责将食物磨碎，这样进入胃中的就是细小的食物了，它们更好被消化。20 颗乳牙脱落后，就会逐渐长出 32 颗恒牙，包括 8 颗门牙、4 颗犬牙、8 颗前臼齿、8 颗臼齿和 4 颗智齿。

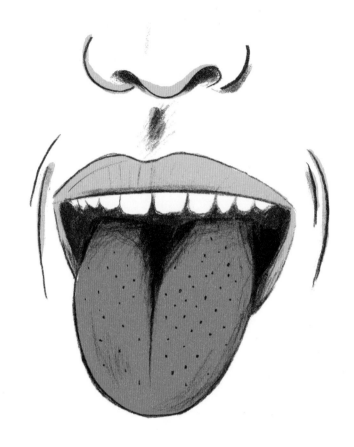

舌头

　　舌头藏在嘴巴里，它是个非常强壮的器官。事实上，舌头是你身上最有力量的器官之一，它有 17 块肌肉！舌头有很多作用：当你吃东西时，它会先把食物推向牙齿，以便你咀嚼；然后把嚼过的食物推向牙齿后方，以便你咽下它们。

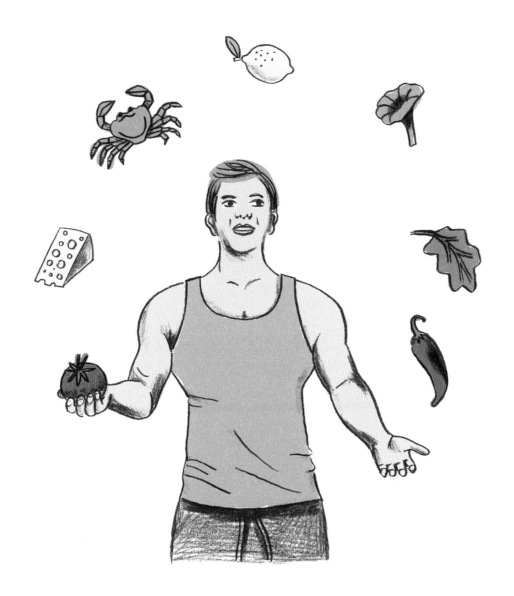

　　舌头上分布着约 3000 个传感器，它们会告诉大脑你吃的东西是冷的、热的、硬的，还是软的。舌头还是味觉器官：上面分布着数千个小腺体，也就是味蕾，它们的主要功能是辨别味道。此外，舌头是说话必不可少的器官：它会调节你发出的声音，从而让你说出不同的词汇。

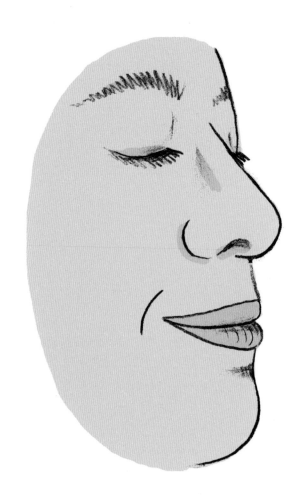

嗅觉

  嗅觉与味觉、听觉、触觉和视觉一样，是五种感觉之一。它可以让你闻到气味，从而感受周围的世界。一旦有气味进入你的鼻子，大脑马上就会接收到信息，根据它的反应，你会对这种气味产生愉悦或难受的感觉。

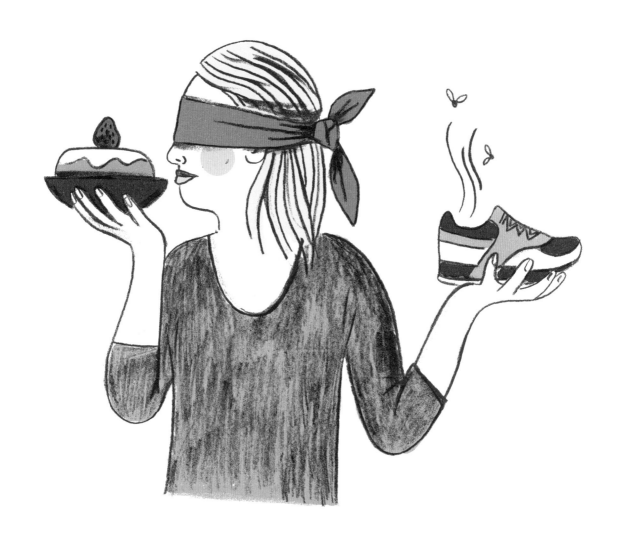

　　例如，如果你闻到烧焦的气味，你会意识到需要马上离开；如果你闻到了蛋糕的香味，你会感到快乐并且有想吃的欲望。人类能够闻出几百万种气味，但是和狗狗比起来，这就不值一提了，因为它们的嗅觉更加发达。

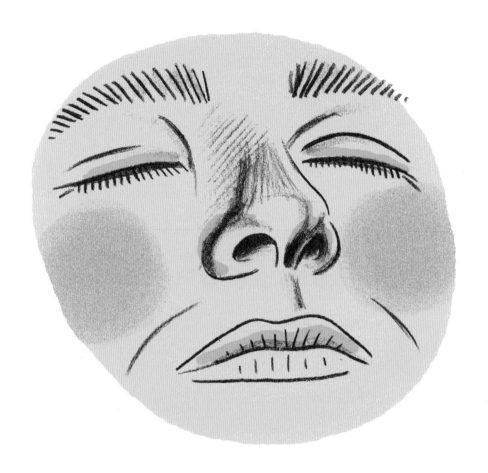

呼吸

　　空气中的氧气是我们所必需的。呼吸为身体各个器官的正常运作提供了氧气。呼吸分为两个过程：当你吸气时，空气从你的鼻孔或嘴巴进入，使肺部膨胀；当你呼气时，肺部会收缩，同时排出二氧化碳——你的器官和肌肉在工作时产生的一种气体。

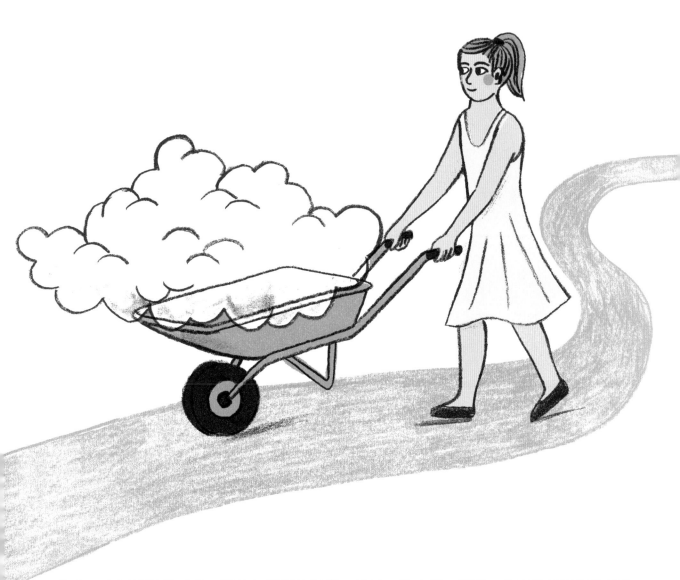

你会无意识地进行呼吸，即使在睡觉的时候，这是一种本能。所以，你无法长时间地屏住呼吸。此外，空气质量是影响健康的重要因素，因为每天会有约 14000 升空气进入你的身体！

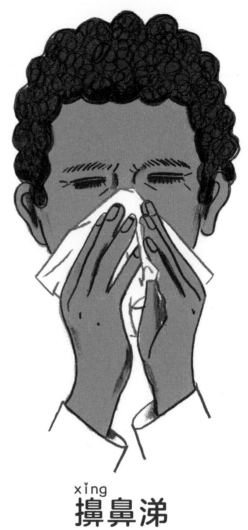

xǐng
擤鼻涕

你的鼻腔内有一层黏膜，它们会制造鼻涕。鼻涕是一种黏性液体，它会慢慢流向喉咙，然后被你无意识咽下。这种"鼻黏液"非常有用：它可以让吸入的空气变湿润；它还是一个陷阱，可以捕捉吸入的空气中的灰尘和微生物，防止它们进入你的肺部。

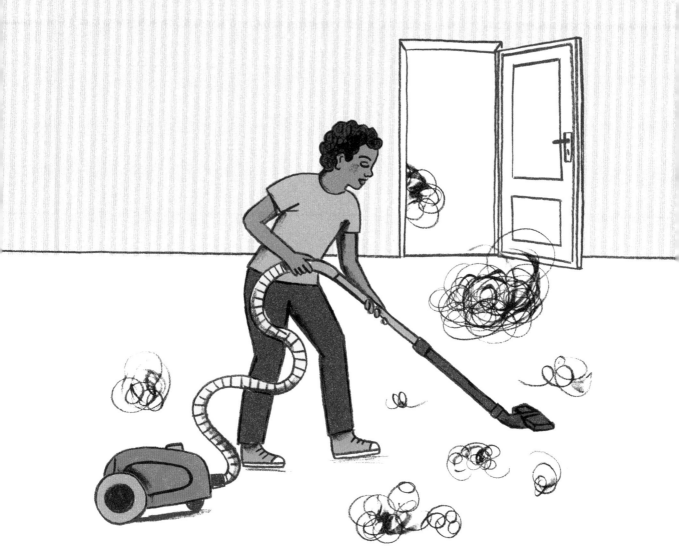

当你的鼻子被流感病毒侵袭时，它会制造更多的黏液来抵御入侵物。这就是你在感冒时会流很多鼻涕，并且感到呼吸困难的原因。擤鼻涕可以清理鼻子，把鼻子里的黏液和附带的病毒一起擤出来。

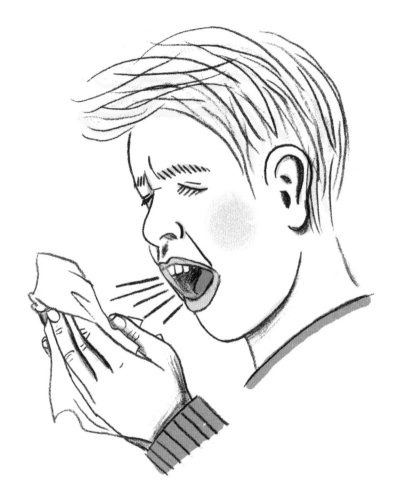

打喷嚏

你感到鼻子发痒，眼睛也不舒服，"阿……阿……阿嚏！"你打喷嚏了。打喷嚏是身体的一种防御机制，可以防止"入侵者"进入呼吸道。你看不见这些入侵者，它们就在你呼吸的空气中。

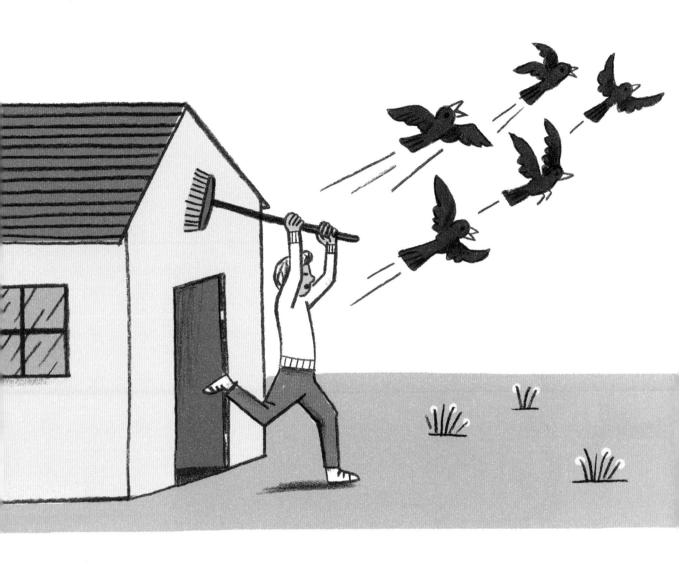

　　例如，如果你对花粉过敏，你的器官就会努力排出入侵的花粉颗粒，这时你会连续打好几个喷嚏。所以，春天真是一个令花粉过敏者害怕的季节，因为反复打喷嚏会让人非常难受。尤其是当你打喷嚏时，你是无法睁着眼睛的！

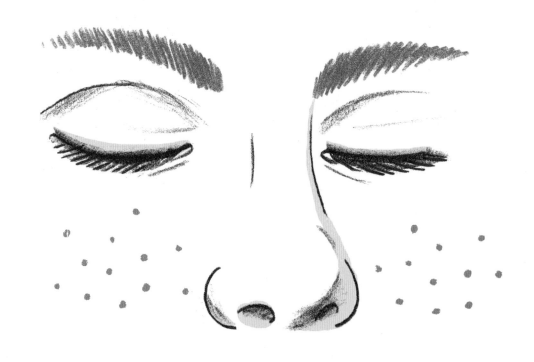

眨眼

　　不知不觉中，你每分钟会眨眼 15 ~ 20 次。这是一种本能的动作，你自己无须控制。眨眼的学名叫作"瞬目反射"。这个动作可以清洁双眼，让它们保持健康的状态。眨眼时，眼皮进行着有规律的开合动作，就像汽车的雨刮器一样。

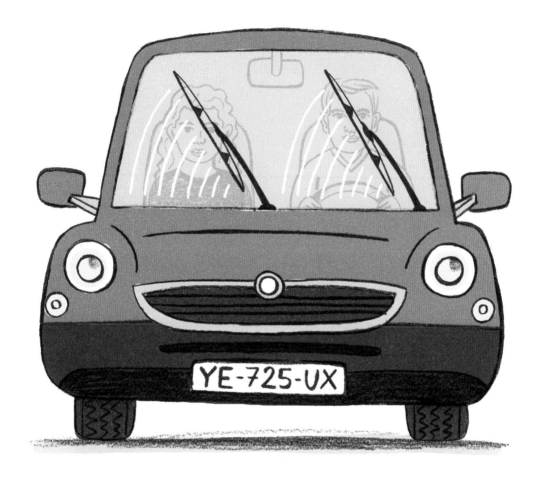

　　每次眨眼，眼皮都会带动泪液（也就是眼泪）均匀地分布到眼球表面，使眼睛保持湿润状态。眨眼还可以排出眼睛里的灰尘，从而使你的眼睛能够正常工作。

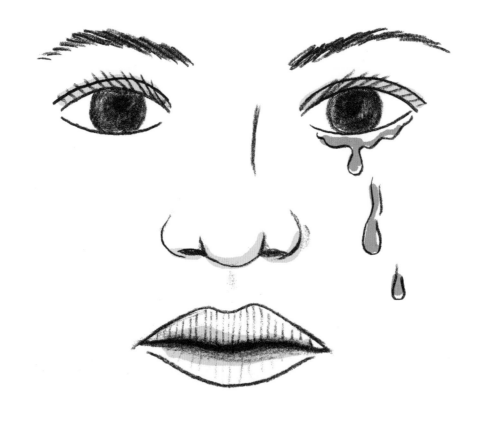

眼泪

　　当有烟或风，天气很冷或者眼里有脏东西时，你的眼中就会充满泪水。这种咸咸的液体是由眼皮下的小腺体产生的。眼睛受到的外部刺激越多，这些腺体分泌出的眼泪就越多，然后它们就会溢出眼眶，顺着你的脸颊流下来，同时带走眼中的灰尘。

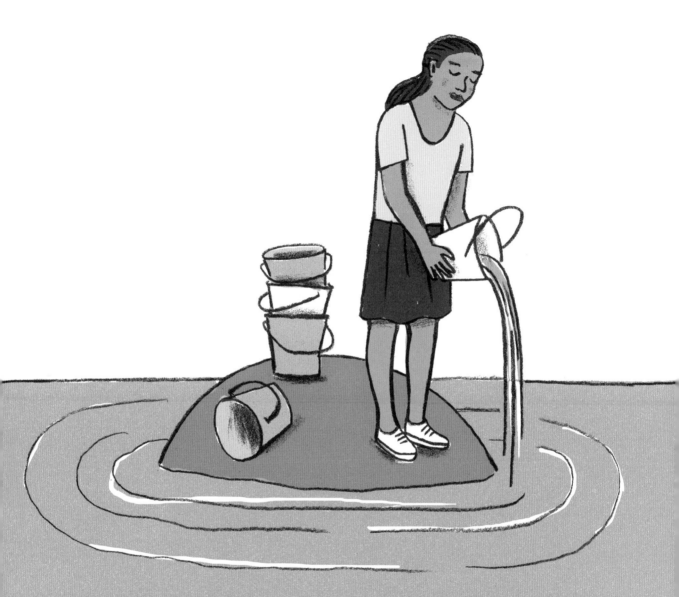

　你在很悲伤或者疯狂大笑的时候，也会本能地流泪。眼泪可以释放你的情绪，大哭之后，你会感到非常轻松，就像心头的重担被移走了一样。

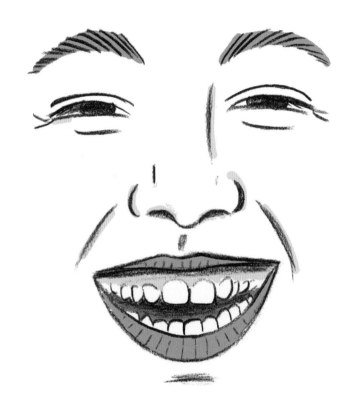

笑

　　笑是一剂良药。一些医生甚至建议每天最好大笑 10 分钟以保持身材。笑也是一种运动，当你大笑时，至少能锻炼 400 块肌肉，这时从头到肚子都在动，但你感受不到（当然，有时你会笑得肚子疼，这时你就感受到了）。

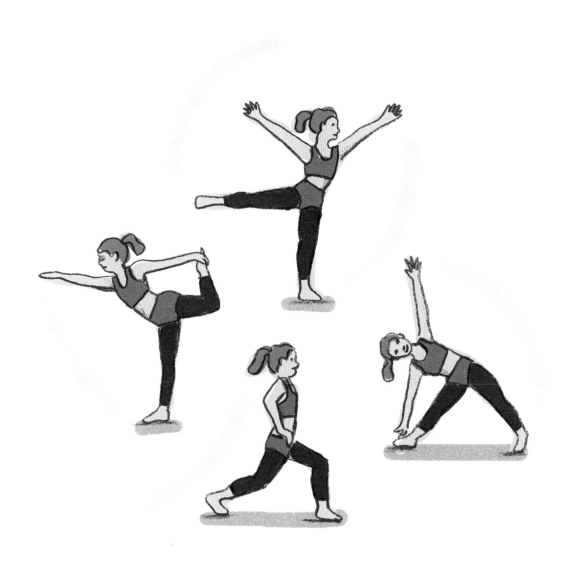

　　当你开怀大笑时，你会忘记大大小小的烦恼，从而感到快乐。笑对你的身体也有好处：大笑1分钟相当于休息45分钟。笑可以让大脑产生多巴胺，这是一种可以激发快乐情绪的物质。注意！笑是会"传染"的：如果你周围有人在笑，你也会想笑。

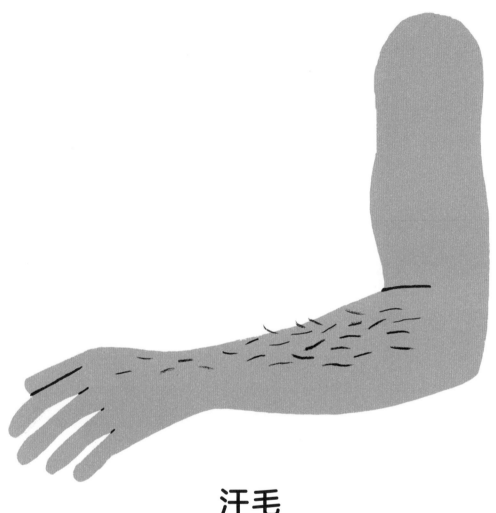

汗毛

　　汗毛是皮肤的守卫者，它们保护皮肤免受寒冷入侵和阳光直射。在你很小的时候，身上的汗毛也非常细小，随着你慢慢长大，身体某些部位的毛发渐渐茂盛起来。鼻子和耳朵里也有毛，它们的作用是把脏东西挡在外面。眼睫毛和眉毛则可以保护眼睛。

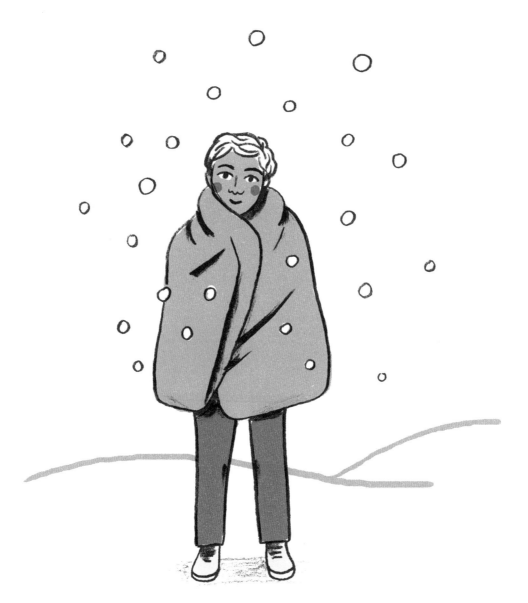

　　当你感到寒冷或者害怕时，身上的汗毛会竖起来，这就是我们常说的"起鸡皮疙瘩"。这种本能反应可以让史前人类暖和起来，他们不穿衣服，但是身上长有长长的毛发。现在我们身上的汗毛很细很短，所以需要穿衣服来保暖。

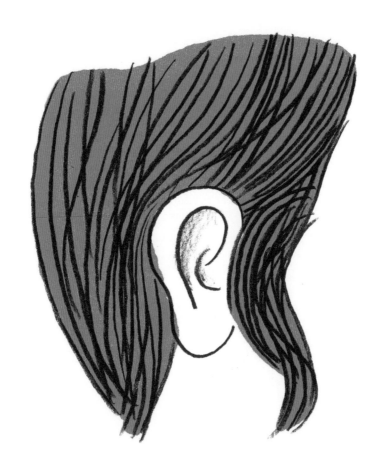

头发

　　头发和身体其他部位的毛发不太一样。首先，头发只长在头上；其次，它们有约 4 年的生长周期，而体毛只有约 3 周的生长周期。头发可以是金色的、红色的、棕色的、黑色的、白色的……它们还有着不同的形态：卷卷的、直直的、浓密的或稀疏的。

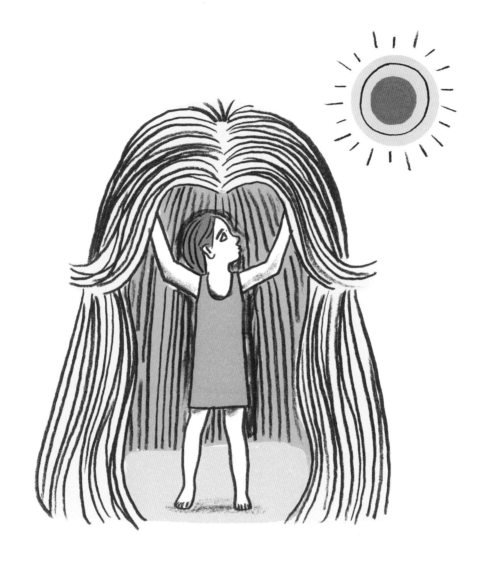

　　你平均每天大概会掉 50 根头发，而你的父母可能会掉 100 根。不过你的发量并不会变少，因为新的头发又会马上长出来。头发比身体上其他的毛发更长，也更浓密，因为它们有着非常重要的作用：保护你的头盖骨，毕竟头盖骨下藏着身体的总指挥——大脑。

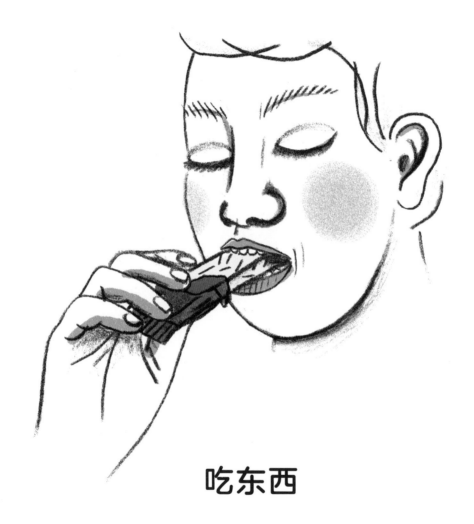

吃东西

　　你的身体就像一架飞机，它需要燃料来维持正常的运转。食物就是身体的燃料，因为你吃的所有东西都会被转化为能量。食物经过咀嚼和吞咽后到达胃部，胃部肌肉会蠕动起来，让食物与胃液混合，形成粥状的食糜^{mí}。

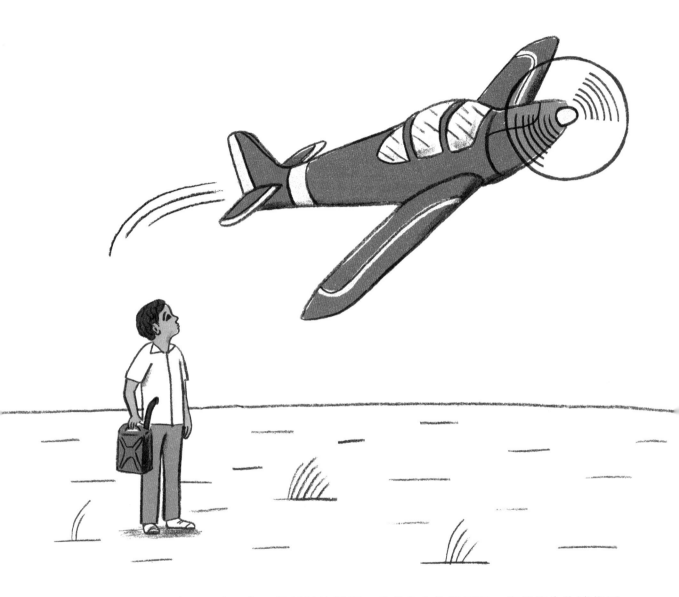

　　接下来它们会进入小肠，小肠像一根长长的管子，盘曲在你的肚子里。它们将食物消化后，吸收其中的营养物质（生命和生长必需的元素）并输送给血液，血液再将这些营养物质送往全身。而那些没有被完全消化的食物会进入大肠，最终成为粪便。

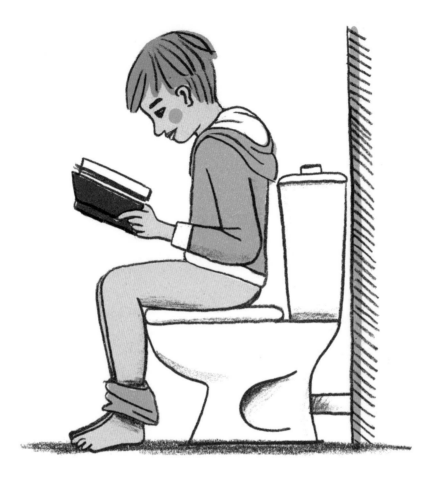

粪便

  食物在你的身体里会有一段很长的旅程。当它们被吃下后，其中的营养物质会通过血液给全身提供能量，而没有被消化的食物残渣会进入一个长长的管道——结肠。它们在那里经过压缩后成为粪便（固体的或流体的），然后从肛门排出。

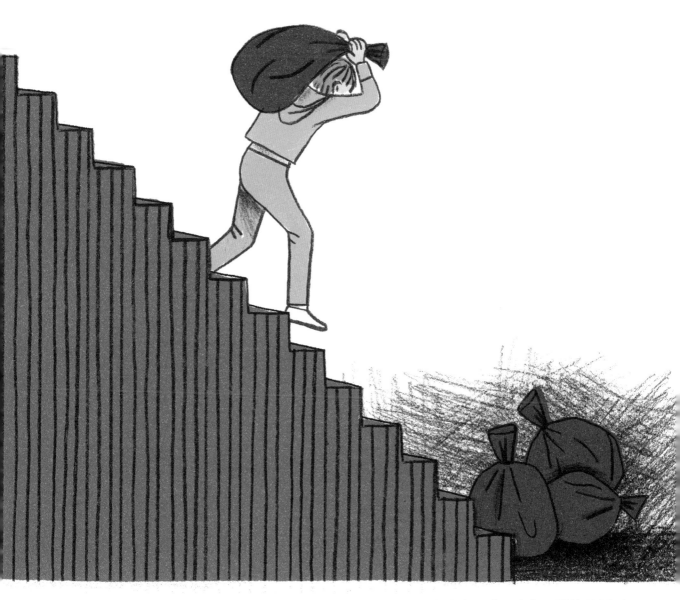

　　这些排泄物就是我们常说的"屎屎"。它们在饭后约 8 小时内就会形成。当你需要拉屎屎时，你的身体会给你传递信息，然后大脑会给负责开关肛门的肌肉（一类括约肌）发送指令。定期排便是身体健康的标志。

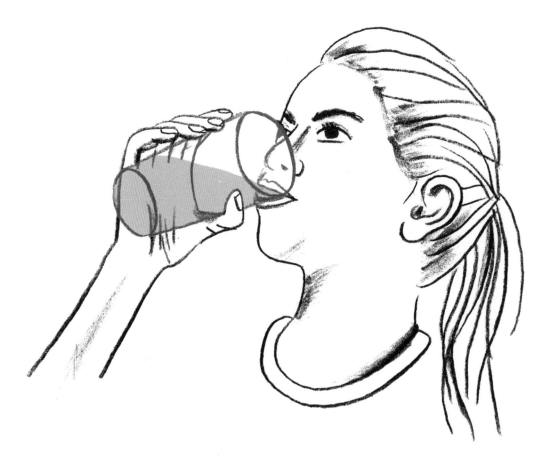

喝水

  当你跑完步或天气很热时，你会感觉口干舌燥，这说明你渴了。你的身体为了避免你脱水，就会让你产生这种感觉（当身体里的水分不够时，我们就会脱水，这有可能变成一个很严重的问题）。从头到脚，你身上所有的细胞都需要水分才能正常运转。

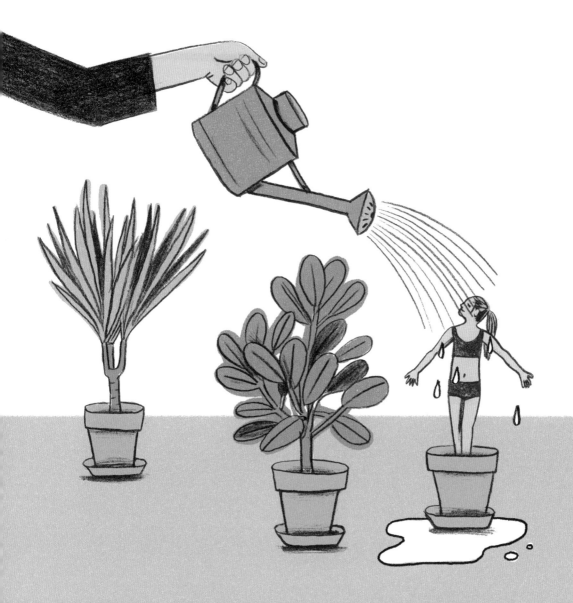

　　科学家们证明过，健康地喝水有利于心脏的跳动，从而促进氧气进入肌肉，让它们更高效地运作。为了保持充足的水分，身体每天需要补充约 1.5 升的水。据说，人类不吃饭可以活 30 天，不喝水可以活 3 天，不呼吸可以活 3 分钟。

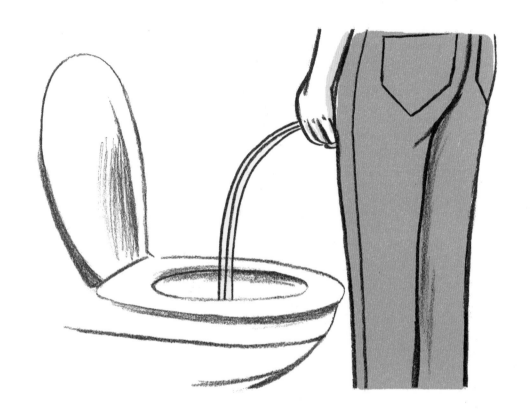

尿尿

　　你左右摇摆身体，夹紧双腿……当你想尿尿时，说明你的膀胱，也就是储存尿液的器官，是半满的状态。事实上，膀胱里有许多小型传感器，它们会标记储存了多少尿液，然后把信息传送给大脑。

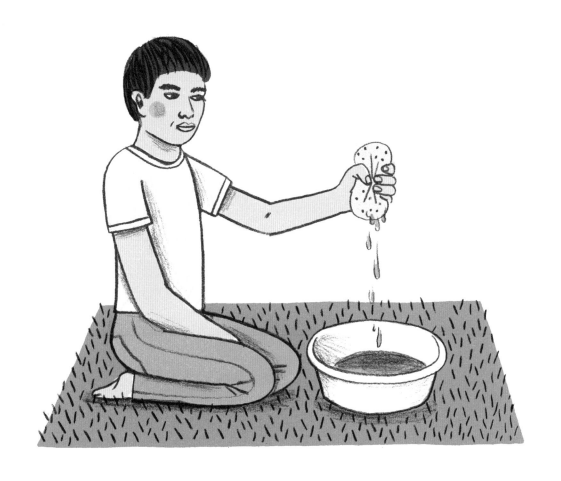

　　大脑会触发你想尿尿的欲望，让你有时间去厕所。如果你一直憋尿，传感器就会受到干扰，但大脑还是会让尿道内括约肌（位于膀胱的出口处，和水龙头有一样的作用）扩张，把尿液释放出来，这时你就尿裤子了！

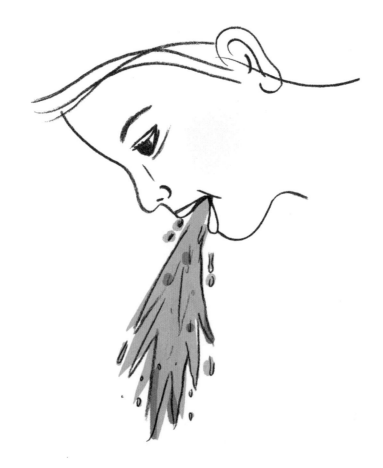

呕吐

　　哦，你感觉不太好！你觉得心脏不舒服，嘴里全是口水。然后，突然一下，你就吐了出来。大脑中有一个"呕吐中枢"，如果它接收到问题报告（你吃了变质的食物或吃太多，你有晕动病或感染了细菌等），就会向胃发送信号。

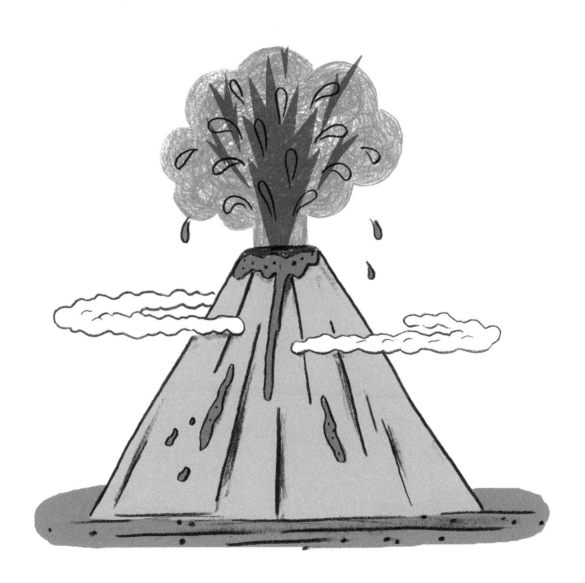

　　一旦信号发出，你就无法控制呕吐：腹部肌肉收缩，产生的压力会让胃里的东西往上升，然后从口腔排出。因为胃里有用来消化食物的胃酸，所以呕吐时你会觉得喉咙有灼烧感。但是通常吐完，你会感觉轻松很多！

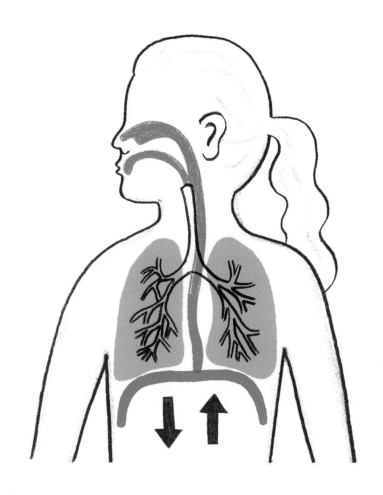

打嗝

　　"嗝"，你整个身体都在跳动！你打嗝了。如果你大笑或吃东西太快，就可能会打嗝。这是由膈肌引发的动作。膈肌收缩时，肺部吸入空气；膈肌舒张时，肺部排出空气。打嗝时，膈肌不规律地收缩，导致少量的空气从嘴巴排出。而发出"嗝"的声音，是因为吸气时声门突然关闭。

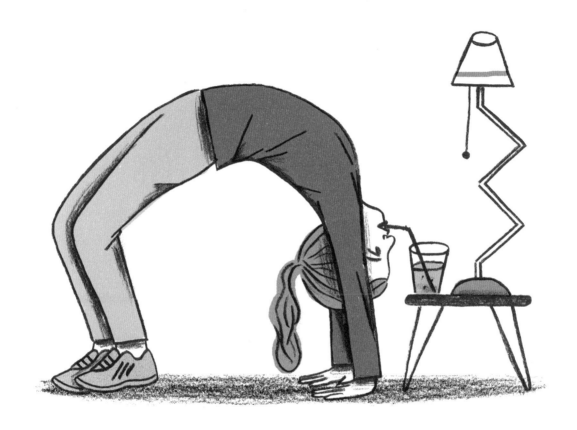

　　声门位于喉咙中的两侧声带之间。它控制着空气的流通，当空气经过时，声带振动，你就会发出声音。打嗝是一种本能，你没有办法抑制它。但每个人都有停止打嗝的秘诀，你可以试试单脚站立的同时屏住呼吸，或者向后弯腰喝一杯水（请注意安全）……

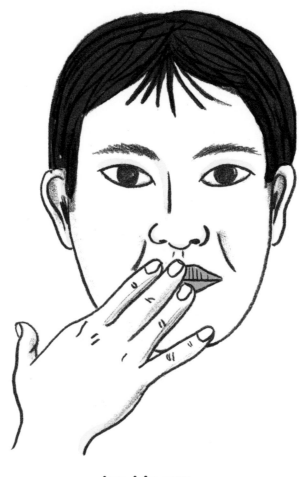

打饱嗝

　　打饱嗝时，你是在排出胃部多余的气体。因为在吃饭、喝水时，你会吞下空气，同时，消化过程中也会产生气体，这些气体混合在一起，堆积在胃里。在胃和食道（食物被吞下后经过的长长的管道）之间，有一个小阀门，它能阻止被吞下的食物倒流。

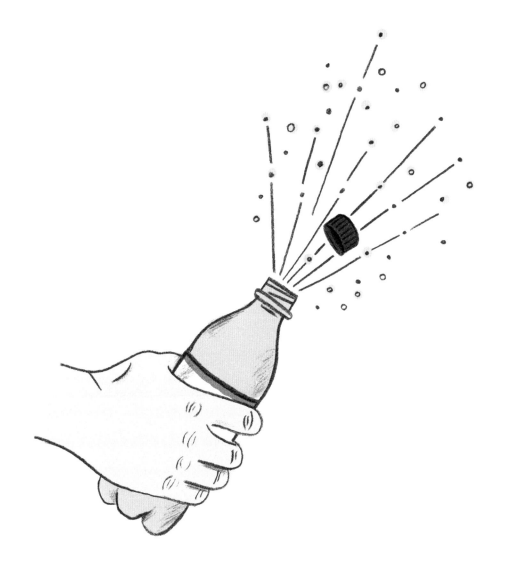

　　但是当过多的气体在胃里积聚时，产生的压力会促使阀门打开，排出气体，然后你就会打饱嗝。通常，打完饱嗝后你会感觉舒服很多。在有些国家，人们会悄悄地打饱嗝，不让别人发现；但在另一些国家，吃饭时打饱嗝是一种礼貌的表现，表明你非常喜欢主人家的饭菜。

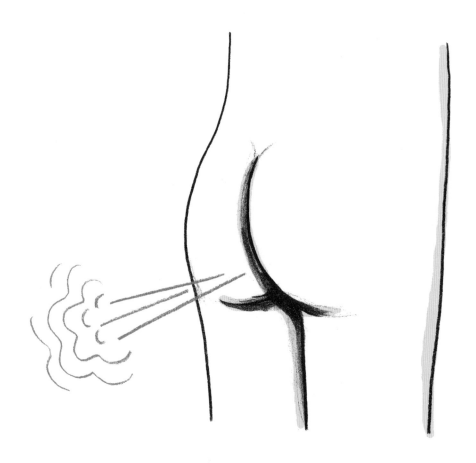

放屁

泡澡时放屁真是太好笑了：当它浮出水面时，气泡会炸开并释放出气味，就像一个延时爆炸的小臭球。这个小球会往上升，因为屁（或肠胃胀气）是由气体组成的。在吃饭、喝水的过程中，你会吞下空气，有些空气会形成饱嗝，而另一些则会像消化后的食物一样，从肛门排出。

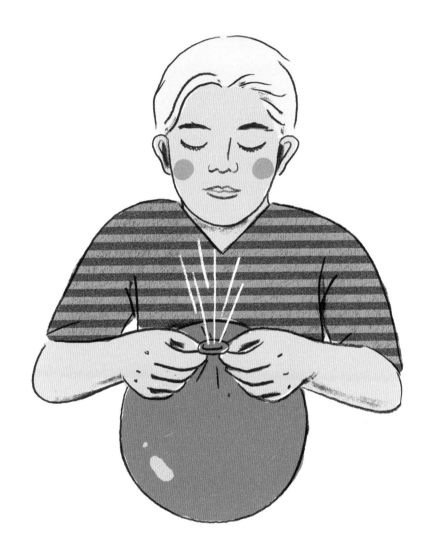

　　但是大部分的屁是在大肠中形成的：食物残渣在肠道中被细菌分解，就会产生气体。虽然这些气体大部分是无臭的，但有些就非常难闻，因为它们含有发臭的物质，比如粪臭素和吲哚。但是你知道吗？这两种物质都可以用来调制香水，因为它们被稀释后闻起来很香！

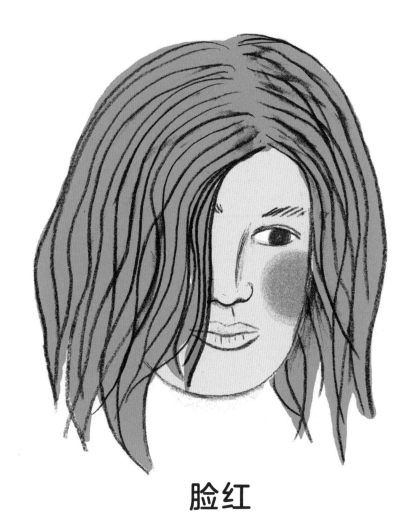

脸红

　　脸红是因为你感受到了某种强烈的情绪，比如害怕、生气、愉悦、开心、尴尬等。在这种情绪冲击的影响下，大脑会迅速做出反应准备"战斗"：释放出一种激素——肾上腺素。

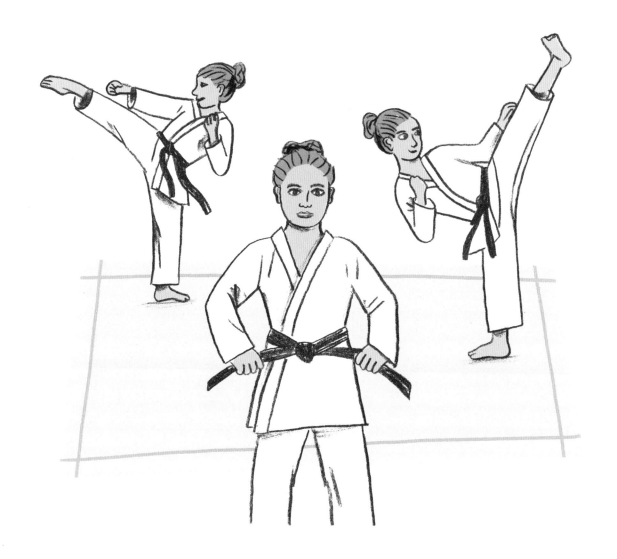

　　这种激素会让你心跳加快，从而加强肌肉的血液供应。同时，血液的温度（37 摄氏度）也会变得比皮肤更高，这样就会让你脸红。你会感觉整张脸一直红到了头发！等到心跳速度放慢，脸上的红晕就会逐渐消失。

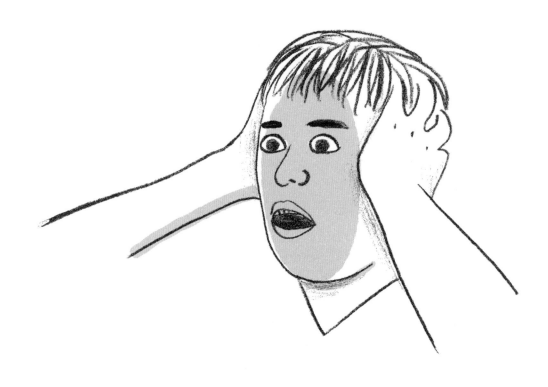

恐惧

　　每个人都知道这种感觉。和悲伤、快乐一样，恐惧也是一种情绪。这种情绪用处很大，它可以让你在面对危险时警觉起来，不管危险是真实的还是想象的。恐惧会引发身体的反应，让身体做好防御或逃跑的准备：在肾上腺素的作用下，你会心跳加速，呼吸急促。

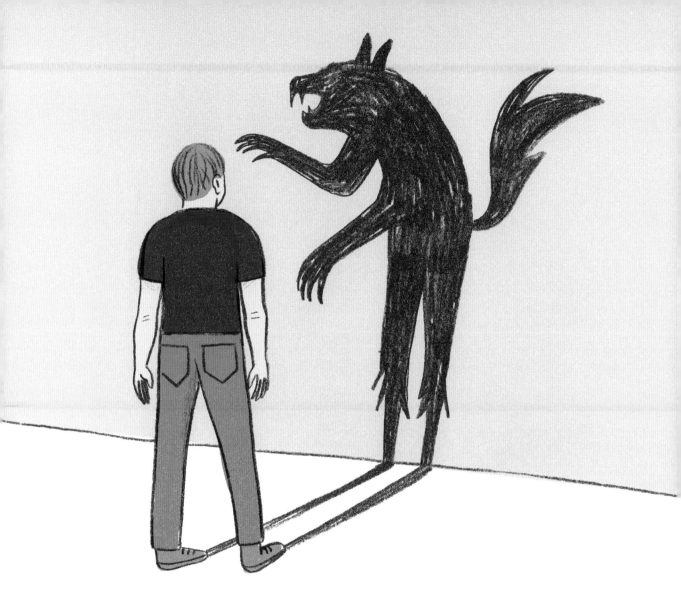

　　有些人喜欢恐惧的感觉，比如喜欢看恐怖电影。但恐惧的问题在于，当它转变成一种恐慌情绪时，你会感到呼吸困难，大脑缺氧，以至于无法思考，身体也不能动弹！所以，接受并克服自己的恐惧情绪是一种勇气。

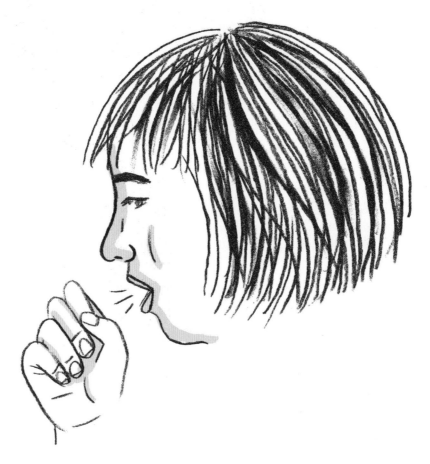

咳嗽

　　当一辆汽车的发动机无法启动时，它可能就会"咳嗽"。这通常是因为污垢阻碍了车子的正常工作。对你来说，也是一样的：如果你不停地咳嗽，就说明有东西阻碍了空气在你体内的自由流动。为了保护你的肺，身体就会做出反应，将这些"入侵者"从你的喉咙或呼吸道赶走。

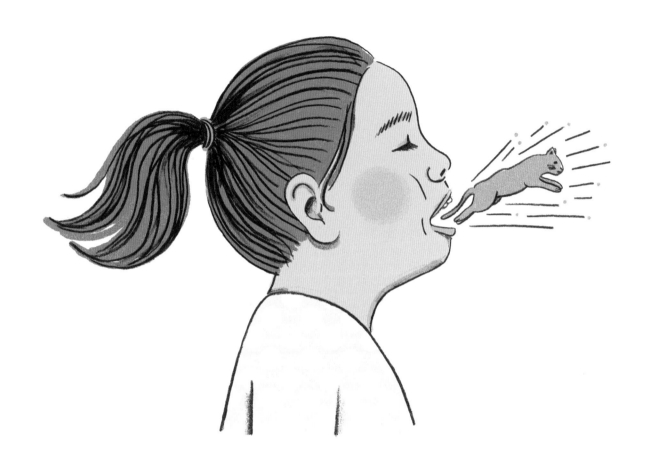

　　如果你的吞咽方式错误，或者有灰尘进入你的喉咙，你就会想咳嗽。感染或过敏也可能引起咳嗽。通常情况下，如果是一些刺激物进入喉咙，你会干咳；如果咳嗽时伴有痰，就是湿咳。

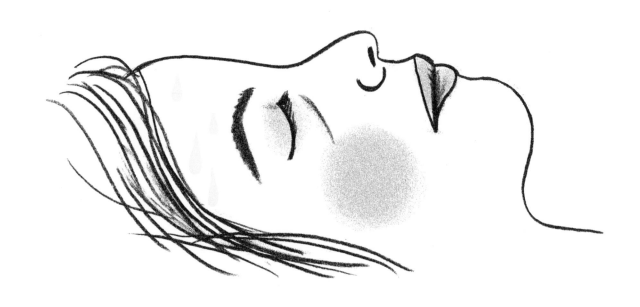

发烧

　　你感觉头疼，并且没有食欲，浑身都不舒服。这时你的父母会给你量体温，发现你的体温超过了 37.8 摄氏度，你发烧了。发烧不是一种疾病，但它是感染疾病的信号之一。早在你知道自己生病之前，你的身体已经做出了反应，抵抗入侵的病毒或细菌。

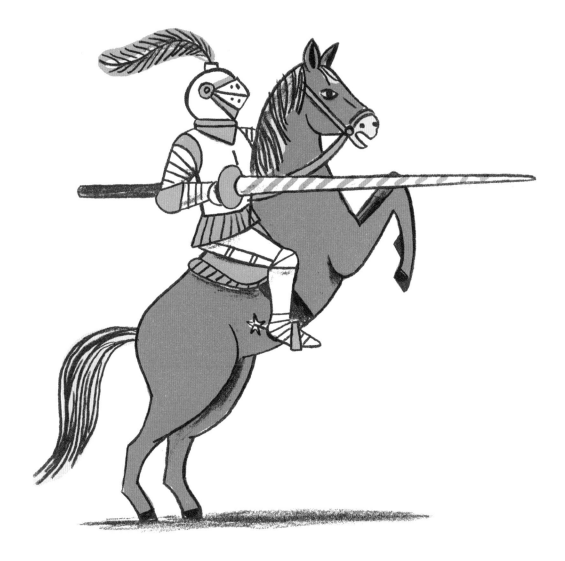

　　在你的大脑中，有一个叫下丘脑的区域，它是一个温度调节器，就像家里的暖气一样。一旦检测到细菌入侵，下丘脑就会让你的体温升高，以此来阻止细菌的蔓延，甚至杀死细菌。

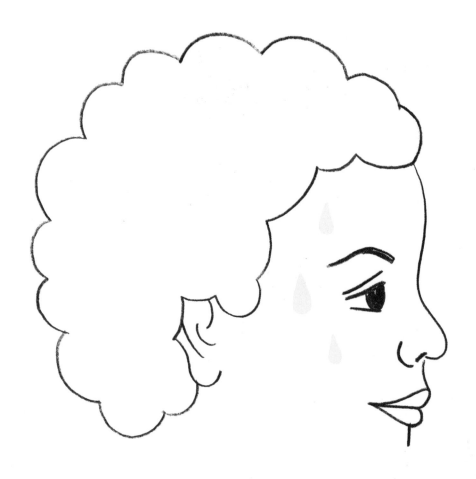

出汗

　　当你感觉很热或者发烧的时候，你的皮肤上会不断冒出咸咸的小水珠。不一会儿，你就会发现自己从头到脚都湿透了！当你被巨大的恐惧笼罩时，你会出"冷汗"，你的额头、手掌和腋下会立刻冒出大量的汗水。

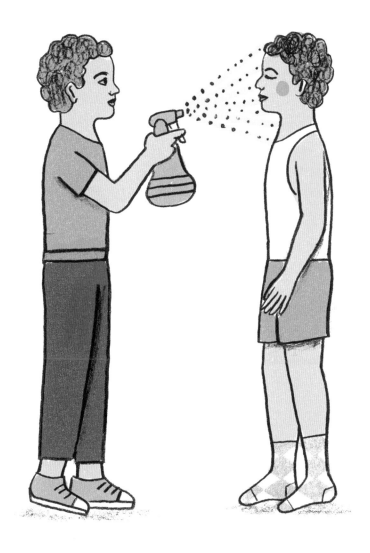

　　出汗能够让你凉快下来。当你的体温超过 37 摄氏度时，皮肤下成千上万的腺体就会从流经的血液中分泌出汗液。出汗的目的是防止身体过热，因为过热会对大脑造成损害。汗水通常来自你平时的饮水。

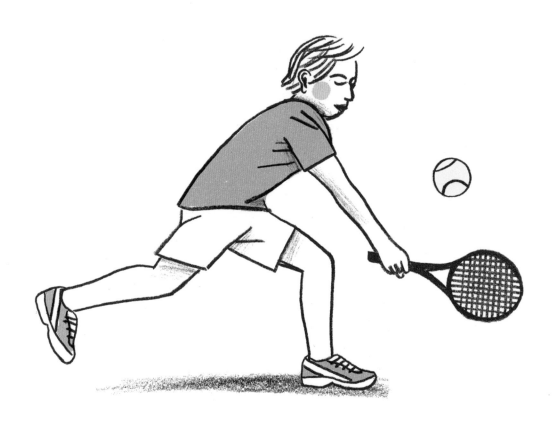

运动

你可能喜欢跑步、爬山、跳跃……你的身体是活的，它需要运动。如果你定期做运动，你身上的六百多块肌肉和你的骨骼都会发育良好，同时，你的心脏也会更加强壮，因为它也主要由肌肉构成。

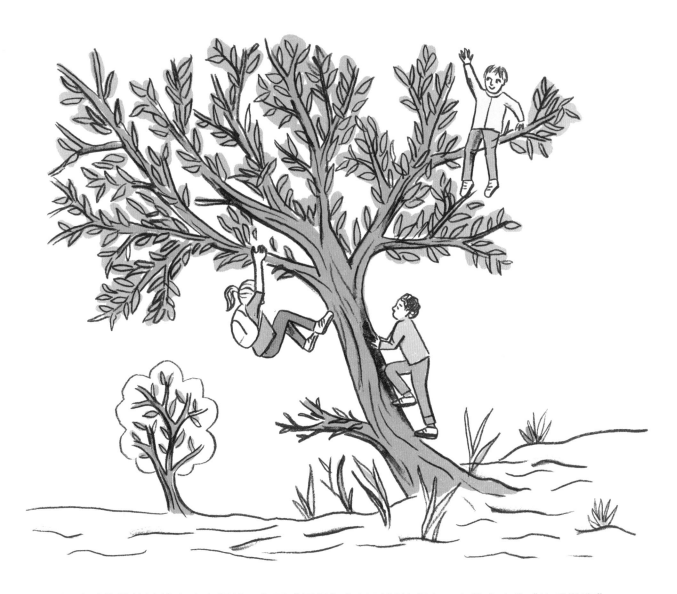

　　运动对你的精神状态也有好处：为了"回报"你长时间的努力，大脑会产生"快乐激素"——内啡肽。这种激素会散布到你的全身，让你感到愉悦和满足，甚至帮你排遣压力。运动还能让你学会遵守规则，同时为你带来激情。总之，运动对你的生活非常有用！

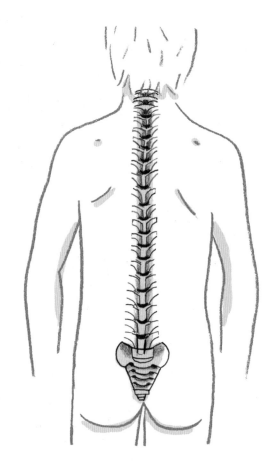

脊柱

　　你的身体就像一个房子，被一个坚固的屋架支撑着，这个屋架就是你的骨架（成年人的骨架由 206 块骨头组成）。骨架的基本支柱就是脊柱。它从脖子底部一直延伸到背部底端，由 24 块（成人）小空心骨连接而成，这些骨头就是椎骨。除了支撑身体外，脊柱还有保护脊髓的作用。

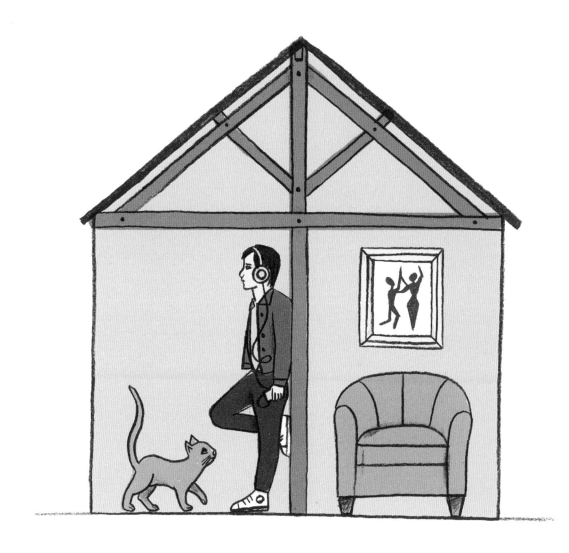

　　脊柱就像一根电缆，通过神经传递大脑和身体其他部位之间交换的信息。所有脊椎动物（有脊柱的动物，包括蛇、马、鸟、鱼等）的脊柱末端都是一根尾巴。人类的尾巴出现在胎儿形成期，但 2 个月后就消失了，所以你出生时是没有尾巴的。

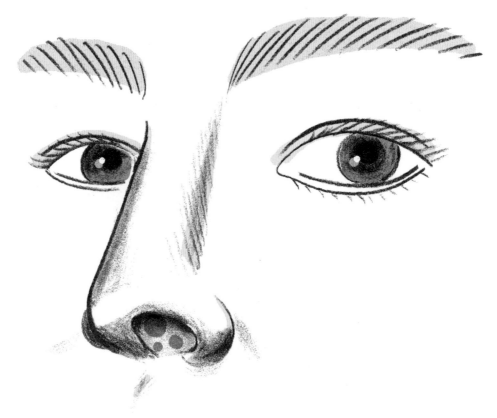

鼻屎

　　鼻屎的学名叫作干燥鼻黏液。这种黏液（俗称鼻涕）是一种浓稠的液体，它会持续分泌，并在不知不觉中被你咽下。你每天会咽下一升左右的鼻涕。鼻涕可以吸附你吸入的空气中的微生物和灰尘。鼻屎就是鼻涕干燥后留下的物质。

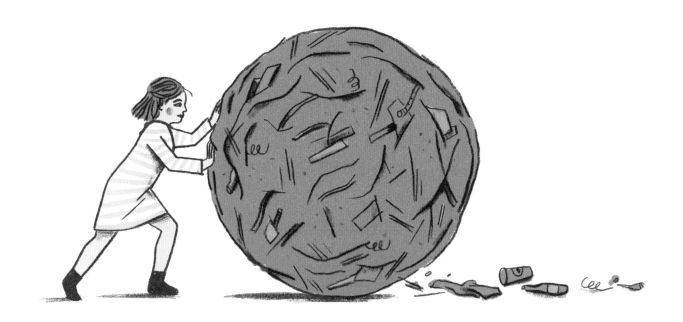

　　一些科学研究声称，鼻屎是可以吃的，因为它们富含抗体，可以抵御疾病。但也有研究认为，它们对你的健康没有好处，因为鼻屎里含有很多细菌。你最好还是将它们用纸包住扔到垃圾桶里，然后洗干净手。

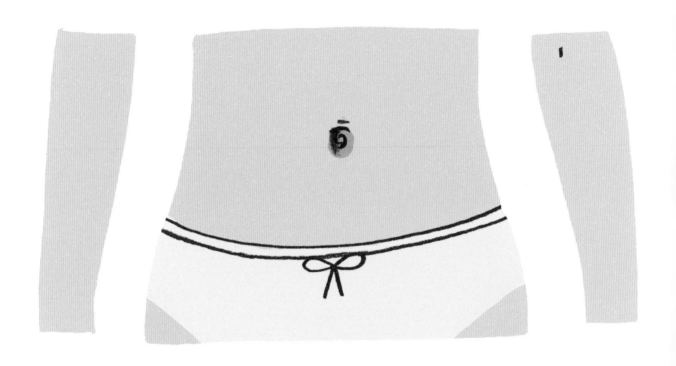

肚脐

　　在你的腹部中间，有一个小凹陷（或小突起），那就是肚脐。在你出生前，肚脐是你的生命通道。当你还在妈妈肚子里时，你会待在一种保护性的液体（羊水）中。而脐带是连接你的腹部和胎盘的管道，它不断地给你输送生长必需的营养物质。

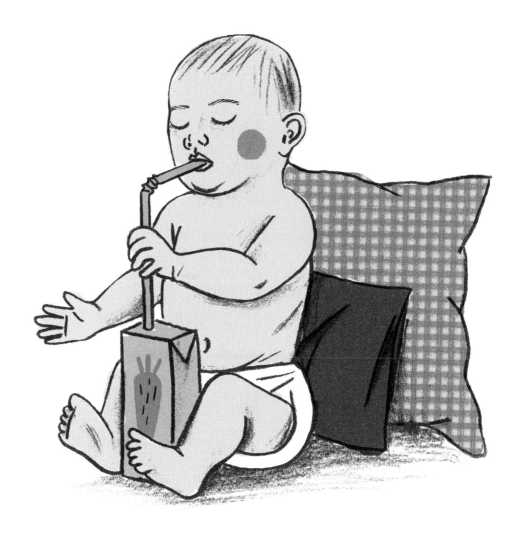

　　胎盘则是你的"食品柜"，它像一个充满血液和各种组织的海绵，专门为你提供营养。当你出生时，胎盘和脐带会被排出妈妈体外。这时医生会把脐带剪断，因为你不再需要它，你可以用嘴巴摄取营养了。脐带被剪断后会留下一个小疤痕，那就是你的肚脐。

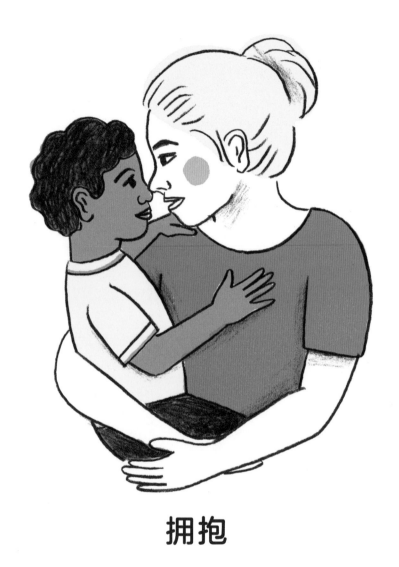

拥抱

拥抱会让人感到幸福。当你被拥抱时，你或许会变成一只小猫，"呼噜呼噜"地哼着，蜷缩在温暖的怀抱中。没有什么比拥抱更能抚慰悲伤、缓解疲劳了。不管是晚上关灯前，还是早上半梦半醒时，或者是中午小睡后，你可能都需要拥抱，因为它会带来安全感和舒适感。

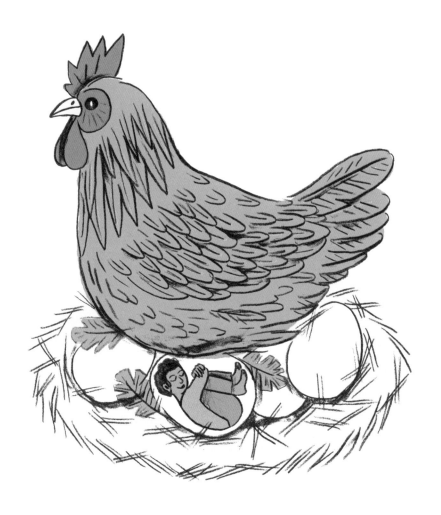

  在美国的一些医院，会有专门的志愿者去拥抱父母无法照看的孩子，给他们传递关爱。因为拥抱可以让大脑释放爱的激素：催产素，在这种激素的作用下，你的身体会放松下来，你会感到很安心。

图书在版编目（CIP）数据

　来！认识身体 / （法）苏菲·杜查姆，（法）马加利
·阿蒂奥格比著 ；顾莹译 ；浪花朵朵编译. -- 石家庄 ：
花山文艺出版社，2020. 10
　ISBN 978-7-5511-5296-9

　Ⅰ. ①来… Ⅱ. ①苏… ②马… ③顾… ④浪… Ⅲ.
①人体－儿童读物 Ⅳ. ①R32-49

中国版本图书馆CIP数据核字(2020) 第181708号
冀图登字：03-2020-096

First published in France under the title:
Dis, comment fonctionne mon corps?
By Sophie Ducharme and Magali Attiogbé
© 2017, De La Martinière Jeunesse, a division of La Martinière Groupe, Paris,
Current Chinese translation rights arranged through Divas International, Paris
巴黎迪法国际版权代理（ www.divas-books.com ）

本书中文简体版权归属于银杏树下（北京）图书有限责任公司

书　　名：**来！认识身体**
　　　　　LAI RENSHI SHENTI

著　　者：［法］苏菲·杜查姆　　［法］马加利·阿蒂奥格比

译　　者：顾　莹　　　　　　　　编　　译：浪花朵朵

选题策划：北京浪花朵朵文化传播有限公司　　　出版统筹：吴兴元
编辑统筹：彭　鹏　　　　　　　　　　　　　　责任编辑：林艳辉
责任校对：李　伟　　　　　　　　　　　　　　特约编辑：陆　叶
美术编辑：胡彤亮　　　　　　　　　　　　　　营销推广：ONEBOOK
装帧制造：墨白空间·严静雅
出版发行：花山文艺出版社（邮政编码：050061）
　　　　　（河北省石家庄市友谊北大街330号）
印　　刷：雅迪云印（天津）科技有限公司　　　经　　销：新华书店
开　　本：889毫米×1194毫米　1/24
字　　数：50千字　　　　　　　　　　　　　印　　张：4
版　　次：2020年10月第1版
　　　　　2020年10月第1次印刷
书　　号：ISBN 978-7-5511-5296-9　　　　　定　　价：49.80元

读者服务：reader@hinabook.com 188-1142-1266
投稿服务：onebook@hinabook.com 133-6631-2326
直销服务：buy@hinabook.com 133-6657-3072
官方微博：@浪花朵朵童书